JEÛNE INTERMITTENT

4 semaines pour dire adieu aux kilos superflus sans avoir faim.

Margherita Perri

Le contenu de ce livre provient de diverses sources. Veuillez consulter un professionnel agréé avant d'essayer l'une des techniques décrites dans ce livre.

En lisant ce document, le lecteur accepte qu'en aucun cas l'auteur ne soit responsable de toute perte, directe ou indirecte, encourue suite à l'utilisation des informations contenues dans ce document, y compris, mais sans s'y limiter, - les erreurs, omissions ou inexactitudes.

INDEX

Introduction 7

    L'HISTOIRE DE MARIA 8

    COMMENT FIXER UN OBJECTIF ?...........................12

Chapitre 1 - Théorie....................................14

    QU'EST-CE QUE LE JEÛNE INTERMITTENT ? 15

    POURQUOI LE JEÛNE INTERMITTENT 17

    LES AVANTAGES DU JEÛNE INTERMITTENT 18

    LE JEÛNE INTERMITTENT FAIT-IL MAIGRIR ? 22

    TYPES DE JEÛNE INTERMITTENT 24

    LE JEÛNE INTERMITTENT 16 :8 29

    JEÛNE INTERMITTENT 5 :2.......................................31

    JEÛNE INTERMITTENT OMAD 34

    JEÛNE CÉTOGÈNE ET INTERMITTENT 39

    LE JEÛNE INTERMITTENT ET LA CÉTOSE.................41

    COMBIEN DE JOURS FAUT-IL JEÛNER ?....................43

    LE JEÛNE NE CONVIENT PAS À TOUT LE MONDE. 46

    EFFETS INDÉSIRABLES 48

    QUE PUIS-JE MANGER PENDANT LE JEÛNE ?.........51

    ALIMENTS AUTORISÉS ET NON AUTORISÉS 55

    SUPPLÉMENTS 57

    BESOINS EN CALORIES...58

    COMBIEN DE POIDS VAIS-JE PERDRE ? 64

    7 MYTHES ET LÉGENDES 68

Chapitre 2 - Cas Particuliers 74

Plus De 50 Ans 75

Hypothyroïdie 81

Diabète 83

Grossesse 85

Ménopause 88

Chapitre 3 - Le Jeûne Et Le Sport 92

Aperçu Général 93

Avantages Et Inconvénients 97

Quand S'entraîner 97

Chapitre 4 - Plan Alimentaire 101

Plan Alimentaire 102

Conclusions 108

Introduction

Imaginez que vous mettez la main sur l'un des plus anciens "secrets" du monde, qui peut régénérer la santé, rajeunir le corps, revigorer l'esprit et sculpter le physique rapidement.

Une approche de la nutrition utilisée par les athlètes, les entraîneurs, les biohackers, mais aussi par les hommes et les femmes ordinaires, pour accroître la clarté et l'acuité mentales, optimiser la santé, augmenter les niveaux d'énergie et développer des performances maximales.

Je parle du "jeûne intermittent".

Le jeûne intermittent vous permet de réinitialiser votre corps en rétablissant l'équilibre hormonal parfait ; il vous aide à maximiser votre productivité, votre santé et votre longévité, et vous aide à vivre une vie saine.

Si vous l'appliquez de la bonne manière, vous constaterez d'énormes améliorations dès les 4 premières semaines du protocole, comme cela s'est produit pour beaucoup de mes clients. Pour vous le prouver, je veux vous raconter une histoire qui est très importante pour moi, l'histoire de Maria.

L'histoire de Maria

C'est en mai 2020 que j'ai rencontré Maria. C'était une femme de 31 ans avec un beau visage et deux yeux bleus vraiment fous, mais elle était peu sûre d'elle, introvertie et avec une joie de vivre quasi inexistante.

Je me souviens encore de la première fois où je l'ai vue. Elle était manifestement en surpoids.

Avant que je ne la rencontre personnellement, Maria m'a envoyé un courriel qu'elle m'a donné la permission de partager avec vous tous, lecteurs.

Elle m'a dit que si son histoire pouvait aider d'autres femmes, mais aussi des hommes, à sortir de l'emprisonnement de leur corps et de leur esprit, elle serait ravie de la partager.

Je vous le rapporte exactement comme dans l'original.

2 Mai 2020 - 17 h 23.

"Cher Dr Perri, je m'appelle Maria et j'ai 31 ans. Je vous écris cet e-mail car j'ai vraiment besoin de votre aide.
Je suis obèse. Je pèse 115 kg et je suis anxieuse car je sens que mon corps n'est pas bien.
Il suffit que je prenne les escaliers à la maison pour être essoufflée.
J'ai l'impression que mon partenaire ne me désire plus et, à vrai dire, je ne peux pas lui en vouloir.

Je n'ai aucune envie de vivre, de quitter la maison ou de faire quoi que ce soit qui implique d'être en contact avec des gens.

Je veux un bébé, mais mon gynécologue m'a déconseillé d'entamer une grossesse dans mon état de santé actuel.

J'ai essayé des dizaines de régimes, du cétogène au détox, j'ai essayé des dizaines de produits, mais j'ai l'impression d'être destiné à être obèse.

J'ai besoin d'un guide qui puisse m'aider à changer ma vie.

J'ai besoin de sourire à nouveau et de me voir comme une femme agréable pour moi et mon mari.

Veuillez me faire savoir si et quand nous pouvons nous rencontrer pour une consultation.

J'ai besoin de votre aide.

Maria R.'

Je vous dis la vérité, depuis que j'ai lu cet e-mail, j'ai pris cette affaire très à cœur.

Je suis passée par là et je sais ce que c'est que de ne pas se sentir accepté, même par soi-même.

Je ne veux pas vous raconter toute l'histoire du début à la fin car il faudrait un livre rien que pour cela, mais je veux partager avec vous le courriel que j'ai reçu de Maria quelques jours avant de finir d'écrire ce livre.

J'ai pensé qu'elle serait une source d'inspiration pour beaucoup et je lui ai donc demandé de la partager dans mon livre.

Voici ce qu'il m'a écrit :

21 avril 2022 - 9 h 45.

"Chère Margaret, aujourd'hui, je me suis réveillée très heureuse et tu as été l'une de mes premières pensées. J'ai pensé au chemin que nous avons parcouru ensemble et chaque fois que je repense à ce que j'étais avant de te rencontrer, je pleure en partie et je ris en partie.

Merci. Je vous remercie sincèrement pour la personne merveilleuse que vous êtes. Votre compétence, votre humanité et votre capacité à remonter le moral des gens ont été fondamentales pour moi et pour changer ma vie.

Je ne sais pas si j'aurais pu le faire sans votre aide, mais j'ai le sentiment de vous être très redevable.

Ce que vous m'avez donné n'a pas de prix, ça ne s'achète pas.

Tu m'as donné une nouvelle vie. Je sais, je continue, mais j'irai droit au but ! Je vous écris ce courriel parce que je voulais vous donner de merveilleuses nouvelles ! J'attends un bébé !

Mon cœur est rempli de joie et si je renais, c'est aussi grâce à vous ! Je vous souhaite le meilleur dans la vie car vous le méritez vraiment. A bientôt !

Maria.

Comment expliquer en quelques mots ma joie à la lecture de cet e-mail ?

Maria est une guerrière et si elle a réussi à atteindre son objectif, le mérite lui en revient.

J'étais un soutien, un guide, mais c'est elle qui faisait tout le travail. Je lui ai donné une méthode, mais c'est elle qui a retroussé ses manches et n'a reculé devant rien.Maria doit être un exemple pour tous et c'est pourquoi je lui dédie ce livre.

Comment fixer un objectif ?

Vous avez beau savoir conduire, si vous ne savez pas où vous allez et pourquoi, il est très peu probable que vous arriviez à destination et surtout que vous soyez satisfait une fois arrivé.

Quand on veut perdre du poids, c'est la même chose.

Il est facile de dire "Je veux perdre 20 kg", mais si la raison de votre objectif n'est toujours pas claire pour vous, je vous garantis que les résultats ne viendront pas.

La qualité de votre motivation n'a pas d'importance. Il n'y a pas de bonne ou de mauvaise motivation.

Maigrir par vanité est une motivation légitime si se voir belle est ce qui vous fait du bien.

Mincir pour donner l'exemple à vos enfants est le bon choix si cela vous fait du bien.

Quelle que soit la raison pour laquelle vous voulez perdre du poids, vous devez vous sentir bien.

Les complications surviennent lorsque vous ne savez pas exactement pourquoi vous faites le choix que vous faites.

Atteindre un objectif n'est pas une question de volonté.

Quel que soit l'objectif que vous vous fixez, vous devez CROIRE que vous pouvez l'atteindre.

Vous n'avez pas à vivre dans le passé, vous avez déjà payé pour cela.

Vos erreurs passées, vos échecs, ne compromettront en rien vos réalisations futures.

Il n'y a pas de limite à ce que vous pouvez faire, il suffit d'y croire et d'avoir un désir ardent de réussir.

Quelle est votre motivation ?

Notez-le sur une feuille de papier et demandez-vous : "Est-ce vraiment important pour moi ?". - "Est-ce que je renoncerais à tout pour l'atteindre ?".

Prenons par exemple l'histoire de Maria. Non seulement elle voulait perdre du poids, mais elle savait exactement pourquoi.

Il voulait être agréable à nouveau et il voulait fonder une famille, il voulait un enfant.

Atteindre un objectif n'est pas difficile, mais il y a un prix à payer et vous devez être prêt à faire tout ce qu'il faut pour l'atteindre. Cela demandera beaucoup d'efforts de votre part, c'est pourquoi avoir la bonne motivation fera vraiment la différence.

Chapitre 1 - Théorie

Qu'est-ce que le jeûne intermittent ?

Le jeûne intermittent est une technique de perte de poids très populaire ces dernières années.

Les pratiques d'abstinence alimentaire sont cependant présentes dans de nombreuses cultures depuis l'Antiquité ; le jeûne peut en effet être considéré comme une représentation de la maîtrise de soi, dans la mesure où l'individu active sa capacité à contrôler la sensation de faim, réussissant ainsi à accroître sa volonté à l'égard de l'un des instincts humains primaires.

Aujourd'hui, le concept de jeûne est vu sous un angle différent, abordant ses effets sur le métabolisme et la santé générale du corps humain.

Ces dernières années, divers protocoles diététiques ont été présentés sous le nom de " *jeûne intermittent* " ou " *jeûne par intermittence* ".

Le jeûne intermittent implique différents schémas que nous examinerons plus en détail ci-dessous, mais fondamentalement, il nous fournit des informations sur la manière et surtout le moment de prendre des repas.

Commençons par la restriction calorique, qui est un modèle nutritionnel consistant à absorber moins de calories que ce dont le corps a besoin au quotidien, mais sans réduire l'apport en nutriments, dans le but de perdre du poids sans endommager les tissus musculaires et l'organisme.

Pendant le jeûne intermittent, nous mangerons moins mais mieux et nous enrichirons tous les nutriments essentiels au maintien de la santé de notre corps.

En 2009, une célèbre étude a été publiée dans la revue "*Science*" ; elle consistait à observer deux groupes de primates, le premier étant soumis à une restriction calorique, l'autre étant libre de manger ce qu'il veut.
Après 20 ans, les résultats sont tout simplement étonnants :
Le groupe qui avait été traité par restriction calorique avait augmenté de façon exponentielle son taux de survie, montrant une disparition des maladies dégénératives chroniques (infarctus, cancer, diabète), par rapport au groupe libre de manger comme, quoi et quand il le voulait.

Récemment, ces mêmes études ont été appliquées à l'homme et ont confirmé ces données, montrant non seulement des améliorations dans la réduction du risque de maladies dégénératives chroniques mais aussi des effets anti-âge.

Pourquoi le jeûne intermittent

La technique du jeûne intermittent donne à l'organisme un stimulus de *type hormétique ; cela signifie que* si cette technique est correctement dosée, elle produit une réponse renforçante et réparatrice de l'organisme, tout comme le fait l'entraînement physique.

Cette réponse se produit par le biais du mécanisme d'*autophagie, qui est* déclenché par le déficit calorique, entraînant de nombreux changements dans l'organisme : les cellules initient et améliorent le processus de réparation et d'autophagie des cellules endommagées ; l'expression des gènes et la réponse à l'insuline sont modulées ; et enfin, l'organisme adapte ses niveaux d'hormones.

L'autophagie, cependant, a été observée dans les techniques de jeûne prolongé et n'est pas déclenchée dans le jeûne intermittent classique. En effet, après environ 16 à 18 heures de jeûne, on entre dans une première phase où la glycémie baisse, initiant la phase de lipolyse, qui est un état catabolique des graisses.

Après cette période, vient le jeûne proprement dit, le seul qui donne un véritable coup de fouet au métabolisme. L'autophagie se produit entre 20 et 24 heures de jeûne.

Après 36/48 heures de jeûne, on entre dans la phase de faim intense.

Il est clair que dans ce cas, nous parlons d'un véritable jeûne et non d'un jeûne intermittent.

Les avantages du jeûne intermittent

Tous les changements résultant de cette technique comportent d'innombrables avantages, tant en termes de santé que de perte de poids.

Nous allons en effet observer :

- Une diminution de l'inflammation systémique ;
- Une amélioration du niveau de résistance à l'insuline ;
- Une augmentation des hormones anabolisantes en faveur de la mobilisation des graisses (notamment l'hormone de croissance et la testostérone).

Ces facteurs, lorsqu'ils sont combinés, entraînent une nette réduction de l'apparition de maladies métaboliques, telles que le diabète, les maladies cardiovasculaires, l'hypertension et la prévention de certains types de cancer.

De nombreux spécialistes de la nutrition proposent de traiter le surpoids et les maladies métaboliques par le biais du jeûne thérapeutique.

Toutefois, cette pratique doit se faire sous une surveillance médicale étroite et avec un soutien nutritionnel, car le jeûne peut être bénéfique ou néfaste en fonction de certains facteurs :

- Durée ;
- Abstention alimentaire ;

- Conditions pathologiques préalables à son application.

D'autre part, comme nous l'avons mentionné plus haut, plusieurs études soulignent les bienfaits du jeûne intermittent pour la santé (nous ne parlons donc pas de jeûne prolongé).

Non seulement nous obtiendrons des résultats en matière de perte de poids, mais nous contrerons également la surcharge de radicaux libres, qui sont la principale cause d'inflammation chronique et, par conséquent, nous prolongerons notre durée de vie et sa qualité.

La technique du jeûne intermittent permet de réguler la glycémie et, en ce qui concerne la santé cardiovasculaire, d'améliorer les niveaux de pression artérielle, la fréquence cardiaque au repos, le cholestérol et les triglycérides, et de réduire considérablement le stress oxydatif lié à l'athérosclérose.

Les nutriments essentiels pour l'organisme sont principalement les sucres (glucose) et les acides gras. Après les repas, l'excès de graisse s'accumule dans le tissu adipeux sous forme de triglycérides ; pendant le jeûne, ceux-ci sont décomposés en glycérol et en acides gras.

Le foie transforme les acides gras en corps cétoniques fournissant de l'énergie à de nombreux organes, ce qui modifie considérablement notre métabolisme.

Ce changement aura un effet positif sur la régulation du taux de glucose, la fréquence cardiaque, la pression sanguine et la perte de graisse abdominale.

La restriction calorique, selon certaines études, augmente l'espérance de vie.

Ces études appliquées aux personnes suivant un jeûne intermittent avec restriction calorique ont montré :

- Perte de poids ;
- Amélioration de la sensibilité à l'insuline (diminution du risque de développer un diabète) ;
- Augmentation de l'endurance musculaire ;
- Augmentation des capacités cognitives ;
- Réduction de la circonférence abdominale.

Bien qu'il n'existe pas de validation scientifique permettant de déterminer si ces effets sont liés au jeûne intermittent ou simplement à un déficit calorique, je souhaite vous parler du "cas Okinawa".

L'île d'Okinawa est habitée par le plus grand nombre au monde d'ultra-centenaires en pleine forme. La population pratique régulièrement le jeûne intermittent et mange principalement des légumes, du goya, du tofu, des algues, du poisson (surtout cru) et très peu de viande.

Le style alimentaire de ces habitants est basé sur la modération calorique. En fait, un dicton local suggère de manger 80 % de la nourriture nécessaire pour se sentir rassasié.

Malgré ces avantages disparates du jeûne intermittent, l'intégration de cette pratique dans la vie quotidienne n'est pas aisée et surtout, si elle est prolongée dans le temps, elle entraîne certains effets secondaires, comme par exemple :

- Colère ;
- Difficultés de concentration ;
- Irritabilité.

Mon conseil, avant de commencer un jeûne intermittent, est de toujours chercher le soutien d'un nutritionniste ou d'un diététicien qui pourra évaluer votre situation systémique initiale et surtout assurer un apport équilibré en macro- et micro-nutriments pour votre organisme.

Le jeûne intermittent fait-il maigrir ?

La réponse est oui.

Lorsqu'un déficit calorique est créé, il en résulte une perte de poids. Pendant le jeûne intermittent, il faut cependant faire très attention à ne pas compenser les périodes de jeûne par des aliments riches en graisses ou en sucre.

Ainsi, si nous voulons perdre du poids, nous devons toujours adopter une alimentation saine et équilibrée lorsque nous mangeons après le jeûne.

Un aspect essentiel du jeûne intermittent, qui aide à perdre du poids de manière constante, est la répétition. Le corps, une fois habitué, apprend à traiter efficacement les aliments consommés pendant les phases où il est permis de manger ; en outre, il a été démontré que la combinaison du jeûne intermittent et de l'entraînement musculaire réduit le pourcentage de graisse corporelle davantage que celui qui est éliminé par l'entraînement seul.

J'ai plusieurs fois insisté sur le fait, également dans mes autres livres, que l'amincissement est indépendant du régime que vous choisissez de suivre.
Elle dépendra uniquement et exclusivement du déficit calorique.

Le choix d'un type de régime, par opposition à un autre, aura une incidence sur vos résultats en matière de qualité de vie, et non sur la perte de poids.

Comme vous le savez, il existe de nombreux régimes qui font des promesses miraculeuses en matière de perte de poids, mais dans quelle mesure sont-ils réellement bénéfiques pour votre organisme ?

Mon conseil est de viser une perte de poids régulière et non une perte de poids rapide qui ne fera que nuire à votre organisme.

Enfin, le choix du régime dépendra largement de votre état de santé général actuel. C'est pourquoi je vous conseille toujours de consulter un spécialiste avant de choisir le plan de régime idéal pour vous. Je tiens à vous dire que la pratique du jeûne intermittent ne convient à tout le monde que si l'on est en bonne santé.

Les personnes souffrant de maladies telles que le diabète, les troubles du métabolisme, le cancer et les maladies cardiovasculaires doivent absolument éviter le jeûne intermittent.

Cette pratique ne convient pas à :
- Femmes enceintes ou qui allaitent ;
- Des enfants ;
- Seniors ;
- Les personnes qui ont eu des antécédents de troubles alimentaires (anorexie, boulimie, etc.) dans le passé.

Types de jeûne intermittent

Ces dernières années, divers protocoles de jeûne intermittent ont été élaborés, qui impliquent une restriction calorique uniquement pendant des périodes programmées, alternées avec des périodes d'alimentation normale, de façon récurrente.

Il existe plusieurs protocoles, mais voici les 3 plus populaires :

- **Régime 16/8 :** jeûner pendant 16 heures par jour et prendre des repas pendant les 8 heures restantes. Ce schéma peut être suivi pendant un maximum de 2 jours par semaine ;
- **Schéma 5 :2** (régime rapide) : fournit un apport calorique qui imite le jeûne pendant 2 jours par semaine, en consommant environ 500-600 kcal ; les 5 autres jours, vous mangez normalement ;
- **Le régime "manger-arrêter-manger" :** vous jeûnez pendant 24 heures consécutives, 1 ou 2 jours par semaine, et les autres jours vous mangez normalement.

Lequel Choisir ?

La question la plus fréquente que l'on me pose après avoir énuméré les types de jeûne intermittent les plus courants est toujours : lequel dois-je choisir ?

Il n'existe pas vraiment de réponse unique à cette question, mais je vais essayer de vous donner une idée de la meilleure approche pour choisir le type de jeûne intermittent à entreprendre.

Selon de nombreux universitaires et spécialistes de la nutrition, *"le meilleur type de jeûne intermittent à entreprendre est celui auquel vous pouvez vous tenir pendant une longue période"*.
Comme mentionné ci-dessus, le jeûne intermittent, s'il est pratiqué correctement, est très utile pour la perte de poids et, surtout, peut apporter un certain nombre d'avantages pour la santé de notre organisme.

Il est vrai, cependant, que certains types de jeûne sont moins efficaces que d'autres, pour la simple raison qu'ils ont tendance à surmener la personne et par conséquent le corps.
Il est important de savoir que tout le monde ne peut pas pratiquer le jeûne intermittent.
Cette pratique a de nombreux effets sur le métabolisme et, par conséquent, il est toujours bon de consulter un médecin ou un nutritionniste avant de la pratiquer.

À partir du moment où nous sommes certains de pouvoir entreprendre un jeûne intermittent, indépendamment du type que nous choisissons parce qu'il est plus adapté à notre personne, les résultats que nous aurons en termes de.. :

- Perte de poids ;
- Perte de graisse corporelle ;
- Baisse du "mauvais" cholestérol ;
- Équilibrer la pression sanguine ;
- Croissance de l'indice de masse corporelle (en cas d'exercice physique).

Selon des études très récentes, deux types de jeûne intermittent sont les plus associés à une perte de poids significative.

La première est appelée *jeûne alterné modifié et* consiste à manger régulièrement un jour et à ne pas consommer plus de 600 Kcal le jour suivant.

Dans ce cas, nous ne ferons pas un vrai jeûne, mais le jour du déficit calorique, il est clair que pour répartir 600 Kcal sur au moins trois repas, nous passerons un certain temps sans manger.

Le second, comme je l'ai déjà mentionné, est le *régime 5 :2,* qui implique deux jours par semaine d'alimentation hypocalorique basée sur 500/600 Kcal, et cinq jours d'alimentation normale.

Il faut comprendre que dans tous les cas, si notre objectif est de perdre du poids, il est évident que les jours où nous pouvons manger " régulièrement ", nous devons quand même faire attention à la qualité et à la quantité des repas.

Mon conseil est de suivre un régime normo-calorique les jours "normaux".

Il est important de savoir que, selon certaines études, le jeûne prolongé de plus de 12 ou 18 heures par jour, ou même le jeûne tous les deux jours à 0 Kcal, est le moins bénéfique en termes de perte de poids et de santé corporelle.

Je peux vous dire que la plupart de ces études scientifiques ont duré trois mois.

Cela nous fait réaliser qu'il n'y a en réalité pas assez de données significatives pouvant prouver scientifiquement quel type de jeûne intermittent est optimal à long terme, même s'il a été prouvé que cette technique, réalisée dans la durée, permet de perdre du poids pendant 6 à 12 mois.

Il a également été démontré que le jeûne intermittent réduit le risque de maladies cardiaques, de taux élevés de "mauvais" cholestérol, de triglycérides et d'anomalies de la pression artérielle.

Je vous conseille de ne pas vous lancer dans un jeûne sans repas pendant de longues périodes, car cela pourrait représenter un danger même pour les personnes en bonne santé.

Consultez toujours un spécialiste avant d'apporter des changements importants à votre régime alimentaire quotidien.

Le jeûne intermittent 16 :8

Parmi les différents types de jeûne intermittent, le 16 :8 est certainement le plus utilisé et pratiqué par les gens, car il n'exige pas le sacrifice de sauter complètement les repas pendant 24 heures et souvent la fenêtre de temps pendant laquelle il est permis de manger est étendue à 10/12 heures.

Par conséquent, à moins que ce type de jeûne ne vous ait été prescrit par un diététicien ou un nutritionniste, il n'est pas recommandé d'entreprendre le jeûne intermittent 16 :8 de façon autonome.

Le métabolisme humain a évolué en synchronisation avec les rythmes circadiens, en variant son activité à différents moments de la journée ; par exemple, notre métabolisme est beaucoup plus actif le matin que le soir.
De nombreuses études montrent que manger le soir augmente le risque d'obésité et de diabète.
Par conséquent, si nous habituons notre organisme à un jeûne nocturne plus long, nous pourrons pratiquer une activité saine qui favorise notre amélioration métabolique.

Mon conseil, si vous décidez d'entreprendre ce type de jeûne intermittent, est de compter le temps de jeûne à partir du dernier repas de la journée (le dîner, jamais plus tard que 20 heures), jusqu'au déjeuner du lendemain (jamais plus tard que midi).

Comme d'habitude, dans la fenêtre de temps où il est permis de manger, il faut privilégier les aliments sains, cuisinés simplement et pour une courte durée.
Une activité physique régulière est certainement utile ; toutefois, il est important que cette activité soit pratiquée les jours "normaux" et non les jours de jeûne.

Jeûne intermittent 5 :2

Comme nous l'avons déjà mentionné, le jeûne intermittent 16 :8 est le plus pratiqué, mais nous allons maintenant découvrir le régime dit 5 :2, qui devient de plus en plus populaire parmi les personnes dont l'objectif est de perdre du poids.

Ce régime ne vous permet de manger ce que vous voulez que certains jours, c'est-à-dire 5 jours par semaine ; les 2 autres jours, il implique une réduction drastique de votre apport calorique, en le limitant à un maximum de 500/600 Kcal par jour.

Il ne s'agit donc pas d'un véritable jeûne, mais d'un régime qui permet de perdre du poids en limitant l'alimentation et donc l'apport calorique pendant 2 jours spécifiques sur 7.

Bien que la science n'ait pas encore complètement clarifié les avantages du jeûne intermittent en termes de perte de poids à long terme, une nouvelle étude menée par des chercheurs de l'*université Queen Mary de* Londres, publiée dans *Ploss One,* a identifié un avantage particulier du régime 5 :2.

L'équipe de scientifiques a observé 300 adultes obèses, chacun d'entre eux s'étant vu attribuer au hasard une intervention pour perdre du poids.

100 participants ont reçu des conseils sur la gestion du poids au cours d'une seule séance de conseil avec un spécialiste, qui leur a fourni un plan de régime écrit expliquant comment gérer les portions, comment éviter les grignotages inutiles et comment tenir un journal alimentaire.

100 participants ont suivi le régime 5 :2 et ont reçu une brochure qui donnait des exemples de plans de régime et offrait un soutien pour l'application de cette technique. En général, cependant, ce groupe de personnes a dû essayer le régime sans aide supplémentaire.

Le dernier groupe de 100 participants a reçu des conseils et de la documentation sur le régime 5 :2, mais a en outre participé à une série de rendez-vous de soutien en groupe pendant une durée de 6 semaines.

Ces réunions de groupe avaient pour but d'aider les personnes à discuter et à comparer leur expérience en matière de régime.

Tous les groupes ont été suivis pendant un an et, à la fin de l'expérience, ils ont tous montré des signes de perte de poids modérée.

Les deux groupes de personnes qui ont suivi le régime 5 :2 ont perdu plus de poids en moyenne que l'autre groupe, mais la percée réside dans un autre élément clé qui les a différenciés.

Les participants qui avaient bénéficié d'un soutien au cours de l'expérience étaient plus enclins à recommander le régime et, surtout, à le poursuivre de manière autonome à long terme.

Je me rends compte que cela peut vous sembler insignifiant, mais ce n'est pas le cas. Pensez au nombre de fois où nous arrêtons un régime juste parce que notre esprit nous dit de le faire, peut-être parce que nous perdons notre motivation, notre enthousiasme ou même parce que la pratique que nous suivons nous semble trop compliquée à suivre.

D'autre part, cette étude a montré l'efficacité du régime 5 :2 sur le long terme et, surtout, sur la propension de ceux qui le mettent en œuvre, à en faire un véritable mode de vie qui aura un avantage en termes de perte de poids, mais aussi sur la qualité de vie en général.

Je rappelle toujours que, quelle que soit la technique de jeûne que vous choisissez d'entreprendre, le plus important est toujours la qualité de la nourriture que vous consommez pendant les heures ou les jours autorisés. Même lorsqu'une approche suggère de manger ce que l'on veut et quelle que soit la quantité, il faut veiller à ne pas consommer de malbouffe, d'aliments emballés, d'excès de sucre, de mauvaises graisses, etc.

Prenez soin de votre style d'alimentation, lui seul vous mènera à votre objectif, qu'il s'agisse de perdre du poids ou d'améliorer votre qualité de vie.

Jeûne intermittent OMAD

L'abréviation *OMAD* signifie *"One Meal a Day"* (*un repas par jour*).

Nous parlons ici d'un protocole de jeûne intermittent avancé, basé sur la prise d'un seul repas quotidien.

On commence généralement par expérimenter le jeûne intermittent 16 :8 en réduisant les repas habituels, qui sont habituellement de 3/5, à 2.

Il y a des gens qui, après cette étape, essaient de réduire encore la fenêtre de temps pendant laquelle on peut s'alimenter, de 8 à 6/4 heures.

Dans ce cas, nous entreprenons donc un protocole de jeûne intermittent 20 :4 qui est très proche du régime OMAD.

Le régime OMAD ne prescrit pas le type d'aliments ni la quantité à manger pendant les quatre heures autorisées ; en fait, ce régime est basé sur une grande consommation quotidienne d'aliments en un temps très court.

Cependant, ce protocole n'est souvent pas recommandé pour une grande partie de la population mondiale, précisément en raison du stress auquel l'esprit et le corps sont soumis.

Énumérons quelques-unes des règles qui peuvent éviter des problèmes à moyen et long terme si vous choisissez de suivre ce protocole, qui à mon avis est extrême.

Il convient de prêter attention à l'apport en micronutriments. Lorsque vous ne mangez qu'une fois par jour, il est évident que vous devez répartir en un seul repas votre apport en micro- et macro-nutriments, que vous auriez auparavant pris en 3 ou 4 repas.
Si vous n'y prêtez pas attention, limitant ainsi la variété des aliments, vous risquez de souffrir de carences nutritionnelles assez graves.

Un autre point très important à garder à l'esprit pendant un cours d'OMAD est l'apport en protéines.

Je vous conseille de ne pas réduire votre apport en protéines en dessous de 1/1,2 g par kilo de poids corporel par jour.

Exemple : si vous pesez 60 kg, vous devez prendre 60 à 72 grammes de protéines par jour.

Attention : ce poids ne correspond pas au poids de l'aliment à consommer, mais à la quantité de protéines qu'il contient.

Exemple : 200 g de blanc de poulet contiennent 46,6 g de protéines ; 100 g de bresaola contiennent environ 30 g de protéines, et ainsi de suite.

Je vous recommande d'utiliser une application pour surveiller les macronutriments de tous vos repas.

Enfin, le dernier point auquel il faut prêter attention est le nombre total de calories, c'est-à-dire l'énergie que vous absorbez au cours d'un repas.

Comme mentionné ci-dessus, il est évident que si vous voulez perdre du poids, vous devrez créer un déficit calorique et il est fort probable que le régime OMAD vous mènera facilement dans cette direction.

Le problème se pose lorsque le déficit calorique est trop important par rapport aux heures de jeûne.

Je vous conseille de ne pas utiliser le protocole OMAD seul, mais toujours et uniquement avec l'aide d'un spécialiste de la nutrition qui pourra évaluer à la fois votre état de santé général et la meilleure solution pour vous et votre objectif de perte de poids.

À ce stade, cependant, je tiens à souligner certains des avantages du régime OMAD, en plus de la perte de poids et de graisse corporelle, qui est évidente.

Voici une liste de ces avantages :

- Amélioration des symptômes gastro-intestinaux tels que la dyspepsie, les douleurs, les crampes et la distension abdominale ;

- Amélioration de la sensibilité à l'insuline ;
- Réduction du risque de maladies cardiovasculaires ;
- Réduction de la graisse viscérale ;
- Diminution de l'inflammation et des problèmes de pression sanguine.

Je tiens à préciser qu'il n'existe actuellement aucune étude clinique confirmant ce qui précède, mais qu'il s'agit d'informations déduites d'une comparaison de divers protocoles de jeûne intermittent.

La science a évalué, par le biais d'études cliniques, ce qu'est le jeûne, qui non seulement n'a pas d'effets secondaires majeurs mais constitue une alternative valable pour la perte de poids et de graisse, à savoir le *jeûne tous les deux jours*, c'est-à-dire une pratique qui implique une prise alimentaire sans restriction alternée avec un jeûne de 24 heures qui peut être total ou partiel (lorsqu'il est partiel, il implique la prise de 20/25% des calories permises par le métabolisme basal de l'individu.

Contre-indications et risques
Le régime OMAD étant un protocole avancé et extrême de jeûne intermittent, ses contre-indications sont également souvent renforcées.

Comme je vous l'ai déjà dit, les risques concernent principalement les carences nutritionnelles en macro- et micronutriments.

Je vais énumérer les cas où c'est toujours une mauvaise idée de suivre un protocole de jeûne intermittent, et en particulier le protocole OMAD :

- Grossesse et allaitement ;
- L'enfance ;
- Troisième âge ;
- Les personnes ayant déjà eu des problèmes de troubles alimentaires ;
- Le cancer ;
- Insuffisance rénale ;
- Insuffisance hépatique avancée ;
- Patients fragiles prenant des médicaments quotidiens ;
- Les patients diabétiques.

Jeûne cétogène et intermittent

Le régime cétogène est souvent associé à un jeûne intermittent afin d'accélérer la transition de l'organisme vers un état de cétose, augmentant ainsi la production de corps cétoniques.

Ce type d'approche doit être adapté à chaque individu et il n'existe pas de protocole général qui convienne à tous, car il s'agit de deux approches différentes et combinées.

Dans le premier cas, nous réduirons les glucides et augmenterons les graisses, tandis que dans le second, nous réduirons la période pendant laquelle nous mangeons ainsi que l'apport calorique quotidien.

Néanmoins, combiner consciemment ces deux pratiques présente de nombreux avantages :
- Accélération de l'état de cétose ;
- Amélioration de l'activité cardiovasculaire ;
- Amélioration du contrôle de la faim ;
- Amélioration du taux de sucre dans le sang ;
- Amélioration des performances physiques grâce à une énergie accrue ;
- Lucidité mentale et concentration accrue ;
- Augmentation du renouvellement des cellules ;
- Augmentation de la capacité à brûler les graisses ;
- Réduction de la pression sanguine ;

- Réduction du risque de cancer ;
- Réduction des taux de triglycérides et de cholestérol LDL.

Le jeûne intermittent et la cétose

J'ai souvent constaté, en discutant de la cétogénie et du jeûne intermittent, qu'il existe une certaine anxiété et une méconnaissance de ce qu'est la *cétose métabolique*.

La réaction la plus courante est de penser que sauter quelques repas ou réduire la consommation de certains aliments peut être néfaste pour l'organisme car cela provoque une cétose.

Tout d'abord, expliquons ce qu'est la cétose.

La cétose est un état métabolique au cours duquel notre foie produit des substances appelées "*corps cétoniques*". Ceux-ci sont principalement de trois types et sont des sous-produits de la gluconéogenèse : *acide acétoacétique, bêta-hydroxybutyrate et acétone.*

Lorsque nous ne consommons pas de nourriture pendant plus de 6 heures (par exemple pendant le sommeil), notre organisme maintient un taux de glucose constant dans le sang, en comptant uniquement sur la capacité du foie à produire du glucose, c'est-à-dire le sucre présent dans le sang qui sert à activer toutes les réactions biochimiques nécessaires au bon fonctionnement de notre organisme. Pour ce faire, le foie a trois possibilités :

1. Recourir à la destruction du glycogène si les réserves sont suffisantes ;

2. Recourir aux dépôts de graisse qui sont généralement toujours présents en abondance dans le corps ;
3. Recourir aux protéines musculaires dans les cas extrêmes.

Ces méthodes utilisées par le foie pour produire du glucose constituent ce que l'on appelle la *"gluconéogenèse"*.

La gluconéogenèse est le mécanisme qui permet aux êtres vivants, comme les animaux qui hibernent, de ne pas mourir de faim.

Ce mécanisme, la gluconéogenèse hépatique, aboutit à une cétose métabolique.

Il s'agit de mécanismes évolutifs que l'être humain a améliorés au cours de centaines de milliers d'années, précisément parce que dans le passé, comme nous le savons tous, il n'allait pas de soi pour l'homme d'introduire quotidiennement des aliments dans son corps et, surtout, il était souvent contraint de ne manger que des protéines et des graisses.

Vous comprendrez que si ce mécanisme n'avait pas existé ou si, d'une manière ou d'une autre, il avait été préjudiciable à la santé, les êtres humains auraient disparu depuis des millénaires.

Chez un adulte en bonne santé, la cétose métabolique résultant de quelques heures de jeûne est un mécanisme tout à fait normal qui n'a aucun effet négatif sur l'organisme, et qui peut même être utilisé à des fins thérapeutiques.

Il est important de comprendre la différence entre la cétose métabolique résultant d'une journée de jeûne et un état pathologique de cétose tel que la céto-acidose qui est une conséquence du diabète.

Combien de jours faut-il jeûner ?

L'un des grands avantages du jeûne intermittent est sa souplesse. Cette technique n'impose pas de schémas rigides ou préétablis, mais nous laisse choisir comment l'appliquer et pendant combien de temps, ce qui est un aspect très positif pour augmenter l'adhésion du sujet à un plan alimentaire.

Le jeûne intermittent n'a pas de durée spécifique, vous pouvez choisir de l'utiliser sur le long terme ou même seulement quelques jours par semaine.
Il est clair que nous ne parlons pas de jours ou de semaines sans manger ou en mangeant peu de calories, car nous amènerions notre organisme à un état de malnutrition.

Ce que nous voulons plutôt, c'est un état physiologique, et nous jeûnons donc en termes d'heures, comme je l'ai illustré ci-dessus.

Pour ceux qui débutent, une approche progressive est conseillée, qui pourrait être le jeûne intermittent 16 :8. Il faut alterner des jours de restriction calorique et des jours d'alimentation normale.

Par exemple, nous pouvons choisir d'entreprendre notre programme 16 :8 deux fois par semaine ; pendant 5 jours par semaine, nous aurons toujours un régime hypocalorique (et pendant 2 de ces 5 jours, vous pouvez pratiquer le jeûne intermittent) ; pendant les deux autres jours de la semaine, par exemple le week-end, nous pouvons manger normalement.

Si vous avez l'habitude de prendre au moins cinq ou six repas par jour, il vous sera difficile de rester plusieurs heures sans manger. Mon conseil est de s'y habituer progressivement. Commencez par éliminer les repas du milieu de la matinée ou de l'après-midi. Une fois que vous aurez fait cela, pendant une semaine ou dix jours, vous verrez qu'il sera beaucoup plus facile d'aborder le jeûne intermittent. N'oubliez pas, cependant, qu'il est important de toujours respecter l'apport calorique prédéterminé et la plage horaire des repas/jeûnes, quel que soit le nombre de repas que vous prenez dans la journée.

Il n'existe pas de réponse unique à la question "combien de temps dois-je poursuivre le jeûne intermittent ?".

Il existe des personnes qui, en raison d'un facteur culturel, suivent ce style d'alimentation toute leur vie.

Il y a ceux qui utilisent le jeûne intermittent pour donner un coup de fouet à leur métabolisme, en utilisant cette technique pendant environ 1 ou 2 mois.

En général, je vous conseille d'écouter votre corps et de vous rappeler que tout excès est un défaut.

Si vous souhaitez appliquer cette approche à la nutrition, veillez à ne pas en faire trop et, pour éviter de faire des choix irréfléchis, consultez dans tous les cas un médecin ou un nutritionniste.

Le jeûne ne convient pas à tout le monde

À ce stade, il est clair que le jeûne pendant de courtes périodes est généralement considéré comme sûr. Toutefois, dans certains cas, il est absolument déconseillé d'entreprendre un jeûne sans consulter au préalable un médecin.

Les cas sont :

- Grossesse ou allaitement ;
- Les personnes en insuffisance pondérale ;
- Les personnes qui ont connu des troubles du comportement alimentaire (anorexie, boulimie, etc.) ;
- Les personnes ayant une faible pression sanguine ;
- Seniors ;
- Adolescents ;
- Les femmes ayant des antécédents d'aménorrhée ;
- Les personnes qui prennent régulièrement des médicaments sur ordonnance ;
- Les personnes qui ont des problèmes de régulation de la glycémie ;
- Les femmes sur le point de concevoir un enfant ;
- Les personnes souffrant de maladies cardiaques ou de diabète de type 2.

La contre-indication la plus importante du jeûne intermittent se présente lorsque vous cherchez une solution rapide et facile à vos problèmes de santé ou de surpoids.

Dans ce cas, le jeûne intermittent ne servira à rien. La raison réside dans le fait qu'il est beaucoup plus important d'apprendre à manger sainement au quotidien que d'aborder des phases de jeûne.

Vous ne vous en rendez peut-être pas compte, mais il peut y avoir en vous des aspects psychologiques qui interfèrent avec votre approche de la nourriture et qui, par conséquent, vous font mal manger et prendre du poids.

Il est essentiel d'analyser votre mode de vie et votre alimentation avant de vous lancer dans un régime ou une pratique de jeûne.

Effets indésirables

La technique du jeûne intermittent est liée à un certain nombre d'avantages pour la santé, notamment une augmentation à court terme de l'hormone de croissance et des modifications de l'expression génétique.

Ces effets ont des effets bénéfiques sur la longévité et entraînent également une diminution du risque de maladies dégénératives. Cependant, le jeûne peut être dangereux et provoquer de nombreux effets indésirables s'il n'est pas effectué correctement.

Les plus courants sont l'épuisement, la faim, la sensation de désorientation ou même l'évanouissement.

Pour réduire ces symptômes, je vous recommande d'aborder le jeûne en mangeant de petites quantités de nourriture chaque jour, de manière à ne pas jeûner pendant plusieurs jours d'affilée.

Restez hydraté car la déshydratation entraîne des symptômes tels que la sécheresse de la bouche, la fatigue et les maux de tête.

Il est essentiel de boire beaucoup de liquide, surtout en période de jeûne. Les autorités sanitaires recommandent la règle des 8x8, c'est-à-dire la consommation de 8 verres d'environ 250 ml d'eau par jour.

Il est vrai, cependant, que la quantité réelle de liquide dont votre corps a besoin est plutôt subjective, alors écoutez votre corps.

Je vous recommande, pendant les périodes de jeûne, d'occuper votre temps avec des activités de faible intensité comme la marche, la méditation, la lecture d'un bon livre ou l'écoute d'un podcast. Ces activités vous détourneront de la faim en vous tenant occupé sans consommer trop d'énergie.

Un autre effet secondaire très courant est l'irritabilité. Il est clair que cela provient du stress auquel nous soumettons notre organisme et notre esprit. D'une manière générale, cependant, même si vous pouvez ressentir les effets indésirables que j'ai mentionnés, vous ne devriez jamais vous sentir malade.
Si vous tombez malade ou si vous êtes inquiet pour votre santé, arrêtez immédiatement le jeûne.
Faites-le même lorsque la fatigue ou la faiblesse n'est pas mentale, mais vous empêche d'accomplir les activités quotidiennes les plus simples.
Dans ce cas, rendez-vous immédiatement chez un médecin et expliquez-lui votre situation.

Un autre effet indésirable du jeûne est la perte de masse musculaire en plus de la graisse corporelle. Cela se produit parce que la plupart des gens commencent à jeûner pour perdre du poids, oubliant complètement la masse musculaire.

Une façon de minimiser la perte musculaire pendant une phase de jeûne intermittent est de s'assurer que vous mangez suffisamment de protéines pendant vos repas.

Des études ont montré que la consommation de 30 % des calories quotidiennes dans un repas protéiné réduit considérablement l'appétit et compense la grande majorité des effets secondaires du jeûne.

Un jeûne régulier peut également entraîner une diminution des nutriments essentiels pour votre organisme. Cela se produit parce qu'en mangeant régulièrement moins de calories que nos besoins quotidiens, il devient plus difficile de satisfaire les besoins nutritionnels de notre corps.

Il n'est pas rare que lors d'un jeûne intermittent prolongé, des carences en nutriments tels que le fer, le calcium et la vitamine B12 puissent apparaître.

C'est pourquoi il est bon d'envisager de prendre des multivitamines pour aider à prévenir les carences nutritionnelles.

Mon conseil en général, pour rester en bonne santé pendant le jeûne, est de ne pas le prolonger pendant de longues périodes, d'éviter les exercices intenses pendant le jeûne et de toujours rester hydraté.

Mangez suffisamment de protéines et surtout, lorsque vous ne jeûnez pas, ayez une alimentation saine et équilibrée pour préserver la santé globale de votre organisme et la fonctionnalité du jeûne.

Que puis-je manger pendant le jeûne ?

Le principe de base du jeûne intermittent est de créer un espace, un temps de jeûne, d'une durée déterminée, qui affecte le total des calories ingérées dans une journée en modifiant le métabolisme hormonal.

Nous avons déjà parlé auparavant des effets bénéfiques du jeûne intermittent, en plus de la perte de poids, nous aurons une augmentation de l'hormone de croissance, un métabolisme plus rapide et nous contrerons le vieillissement de notre organisme.

Il est bien entendu que pendant le jeûne, aucun repas ne peut être consommé. Cependant, nous devons faire attention à ce que nous allons manger pendant le temps autorisé par le type de jeûne intermittent que nous abordons.

Par exemple, si nous faisons le jeûne 16 :8, pendant les 8 heures par jour où nous pouvons prendre des repas, nous aurons la liberté de consommer toutes sortes d'aliments, à condition de limiter le sucre au minimum, d'éviter complètement l'alcool et de consommer les glucides et les graisses avec modération.

Les protéines maigres, les céréales complètes, les fruits et les légumes sont la panacée pour une alimentation correcte et équilibrée, mais il est important de les cuisiner de manière simple et saine. Alors adieu les fritures, adieu les cuissons longues et élaborées au profit de la cuisson à la vapeur, au four, au gril et avec des assaisonnements toujours ajoutés crus (uniquement l'huile EVO).

Vous comprendrez donc que ce régime ne comporte pas beaucoup de restrictions alimentaires, il faut juste faire attention à la qualité des aliments et surtout à l'apport calorique global si notre objectif est aussi de perdre du poids.

Je tiens à souligner que de nombreuses personnes pratiquent le jeûne intermittent non pas dans le but de perdre du poids, mais uniquement comme un mode de vie sain et durable.

Si ces conditions sont réunies, la quantité de nourriture que nous mangeons dans le laps de temps qui nous est imparti n'a que peu d'importance ; il suffit de prêter attention à la qualité de la nourriture.

Si, en revanche, notre objectif est de perdre du poids, la question est différente. Si nous jeûnons pendant 16 heures et que, dans les 8 heures restantes, nous ingérons 2 500 Kcal "sales", il est évident que non seulement nous ne perdrons pas de poids, mais que nous causerons également un stress et une inflammation à notre organisme.

En partant de ce qui est notre métabolisme de base (la quantité d'énergie dont le corps a besoin pour rester en vie dans un état de repos), nous allons réduire une quantité spécifique de calories, par exemple de 20%. De cette façon, nous serons en déficit calorique.

Comme vous le savez déjà, le déficit calorique est une valeur numérique exprimée en Kcal, qui est obtenue par la différence entre l'énergie absorbée et l'énergie produite.
Ce n'est qu'ainsi que l'on peut être sûr de perdre du poids avec la pratique du jeûne intermittent.

Je tiens à souligner que votre attention, pendant la pratique du jeûne intermittent, ne doit pas tant être dirigée vers les heures de jeûne que vers le fuseau horaire dans lequel vous vous nourrissez.

Je vous recommande de structurer vos heures de jeûne en fonction de vos heures de sommeil, de sorte que pendant au moins huit heures par jour, vous n'ayez pas à penser à la faim ou à la condition de jeûne.

Pendant le temps où vous pouvez manger, je vous recommande de toujours peser et calculer les calories ingérées à chaque repas afin de pouvoir contrôler la quantité de kcal quotidienne ingérée sans en abuser.

Aliments autorisés et non autorisés

Pendant la période de jeûne, il n'est pas possible d'ingérer une quelconque nourriture solide, car même 50 calories peuvent interrompre notre état de jeûne.

Cependant, il existe des catégories de liquides et de boissons que nous pouvons prendre pendant les heures de jeûne.

Il existe deux catégories différentes :

1. **Liquides sans calories :** eau, café, thé vert, thé noir, tous exclusivement sans sucre ni édulcorant. Ces liquides peuvent vous aider à supprimer la sensation de faim, surtout lorsque vous sautez le petit-déjeuner ;

2. **Des liquides caloriques qui améliorent le jeûne :**
   - Les *BCAA* sont des acides aminés à chaîne ramifiée sous forme de poudre qui sont dissous dans l'eau. Bien qu'ils fournissent des calories, leur effet sur la limitation du catabolisme musculaire profite aux effets du jeûne.

- *L'huile de coco*, bien qu'étant une graisse riche en calories, ne rompt pas le jeûne glucidique, mais active plutôt les voies métaboliques en favorisant l'oxydation des lipides. L'huile de noix de coco, le beurre clarifié ou même le ghee (graisses MCT) sont généralement ajoutés au café.

Il existe également des types d'aliments solides qui peuvent bloquer ou renforcer les effets du jeûne :

1. *Les aliments qui bloquent le jeûne* : ce sont tous les aliments solides connus et intuitables tels que : les céréales, les produits laitiers, les sucreries, les huiles, bref, toutes les catégories d'aliments qui doivent être incluses dans la fenêtre temporelle dans laquelle il est permis de manger. Avec du bon sens, il est facile de deviner de quoi il s'agit.

2. *Les aliments qui renforcent les effets du jeûne* : cette catégorie est très intéressante car il s'agit d'aliments qui contiennent moins de 50 calories pour 100 grammes. Nous parlons ici de la cannelle, du piment, du curcuma et du poivre noir, toutes des épices qui agissent sur le catabolisme, en provoquant une augmentation du métabolisme car les calories ingérées sont inférieures à celles nécessaires à la digestion. Cette méthode appliquée au jeûne est une véritable bombe qui en booste les effets.

Suppléments

La supplémentation pendant le jeûne intermittent est autorisée à condition que ces suppléments soient sans sucre, sans calories ou contiennent moins de 50 calories par 100 grammes.

La supplémentation en multivitamines est une bonne pratique pendant le jeûne intermittent, mais je recommande de les prendre avec de la nourriture dès que vous rompez les heures de jeûne, car l'absorption de ces suppléments est plus grande lorsqu'ils sont combinés aux nutriments présents dans les aliments solides.

C'est une autre histoire si vous voulez compléter avec des boissons isotoniques, qui peuvent également être prises pendant les heures de jeûne, à condition que leur nombre total de calories soit inférieur à 50 (pour 100 g). Il en va de même pour les mélanges de pré-entraînement ou les suppléments de pré-entraînement en général, tels que la créatine, la taurine, la caféine, la bêta-alanine, etc.

Besoins en calories

Dans ce chapitre, je veux vous aider à calculer le nombre de calories que votre corps consomme quotidiennement, le besoin en calories. En connaissant cette valeur, vous serez en mesure d'équilibrer votre alimentation de manière correcte et, surtout, scientifique.

Un calcul précis de la besoins en calories prend en compte plusieurs paramètres tels que le sexe, la taille, le poids, l'âge et le niveau d'activité physique.

Avec ce tableau, vous disposerez des données nécessaires pour calculer manuellement et avec précision vos besoins en calories.

Vous pouvez toutefois trouver des calculateurs automatiques en ligne qui, sur la base des données que vous entrez, vous fourniront votre RH. Ces calculateurs ne sont toutefois pas très précis.

CALCUL DU MÉTABOLISME BASAL

Âge	Femme	Homme
18 - 29	14,7 x P + 496	15,3 x P + 679
30 - 59	8,7 x P + 829	11,6 x P + 879
60 - 74	9,2 x P + 688	11,9 x P + 700
+ 74	9,8 x P + 624	8,4 x P + 819

P = Poids corporel en kilogrammes

Exemple : Femme, 35 ans, 69 kg.
8,7 x P (69 kg) + 829 = *1 429 Kcal* (Besoin calorique quotidien)

Exemple : Homme, 25 ans, 80 kg.
15,3 x P (80 kg) + 679 = *1 903 Kcal* (Besoin calorique quotidien)

Une fois le métabolisme de base calculé, il est nécessaire d'évaluer l'activité subjective réalisée en 24 heures. Vous devez d'abord définir votre niveau d'activité physique et vous pouvez le faire en suivant ce diagramme.

LE NIVEAU D'ACTIVITÉ PHYSIQUE

LIGHT
Employés de bureau, personnel administratif, personnel de direction, indépendants ou similaires.

MODÉRÉ
Femmes au foyer, aides ménagères, personnel de vente, travailleurs du secteur des services.

INTENSE
Travailleurs agricoles, travailleurs de l'élevage ou du travail, opérateurs de production de matériel de transport.

En plus des principales activités quotidiennes, certaines personnes consacrent une partie de leur journée à des activités motrices facultatives qu'il est important de prendre en compte dans le calcul des calories.

Cela nous introduit dans le concept d'"activité physique souhaitable", c'est-à-dire les activités recommandées aux individus plus ou moins sédentaires pour maintenir le tonus cardiovasculaire et musculaire.

Un adulte en bonne santé pratique une activité physique souhaitable si, au moins quatre à cinq fois par semaine, il consacre 20 minutes à un exercice d'une intensité suffisante pour provoquer une transpiration perceptible.

Lorsque cette condition n'est pas remplie, c'est-à-dire lorsque l'activité physique est plus faible, on dit qu'il n'y a pas d'activité physique souhaitable.

Je vous fournis ci-dessous les données nécessaires pour calculer votre niveau d'activité physique, afin que vous puissiez ensuite obtenir le nombre exact de calories dont votre corps a besoin, non seulement par rapport à vos besoins caloriques quotidiens, mais aussi par rapport à l'activité physique que vous pratiquez.

FEMME

Âge	Niveau d'activité physique	Activité physique souhaitable	Aucune activité physique
18 - 59	Léger	1,56	1,42
	Modéré	1,64	1,56
	Lourd	1,82	1,73
60 - 74		1,56	1,44
>= 75		1,56	1,37

HOMME

Âge	Niveau d'activité physique	Activité physique souhaitable	Aucune activité physique
18 - 59	Léger	1,55	1,41
	Modéré	1,78	1,70
	Lourd	2,10	2,01
60 - 74		1,51	1,40
>= 75		1,51	1,33

Pour calculer le besoin calorique quotidien en tenant compte de l'activité physique souhaitable, il faut multiplier le métabolisme de base par le niveau souhaitable d'activité physique. Voici deux exemples liés aux précédents.

Exemple : Femme, 35 ans, 69 kg, activité physique modérée :

8,7 x P (69 kg) + 829 = 1 429 Kcal (Besoin calorique quotidien)

1429 x 1,64 = 2 344 Kcal

Exemple : Homme, 25 ans, 80 kg, activité physique légère :
15,3 x P (80 kg) + 679 = 1 903 Kcal (Besoin calorique quotidien)

1903 x 1,55 = 2 950 Kcal

Combien de poids vais-je perdre ?

À ce stade, il est clair pour nous que le jeûne intermittent offre un certain nombre d'avantages liés à la qualité de vie et à la longévité, mais parmi ceux-ci figure la perte de poids qui, avec cette pratique, peut sembler encore plus facile qu'avec n'importe quel autre régime.

Avant de nous attarder sur les chiffres, c'est-à-dire sur le nombre de kilos que l'on peut perdre pendant le jeûne intermittent, examinons un peu plus en profondeur les raisons pour lesquelles cela se produit.

Tout d'abord, pendant le jeûne, le corps puise dans les graisses stockées en réserve par l'organisme pour obtenir l'énergie dont il a besoin. Le jeûne intermittent implique une réduction du temps pendant lequel nous pouvons absorber de la nourriture et, par conséquent, un apport calorique également réduit. Moins de calories introduites se traduit par moins de kilos sur les hanches (évidemment, seulement si les calories introduites sont propres).
Le jeûne favorise l'oxydation des acides gras, accélère le processus de combustion des graisses et, par conséquent, notre corps les élimine rapidement pendant et après le jeûne.

Un autre facteur important est le mouvement pendant le jeûne, qui active une série de réactions hormonales.

L'une des principales est la production, comme nous l'avons mentionné précédemment, de l'*hormone de croissance.* Selon certaines études, la production de cette hormone chez les hommes augmente jusqu'à 2000% pendant le jeûne. Ces hormones sont cruciales à la fois pour augmenter la masse musculaire, mais aussi comme hormones de combustion des graisses.

Enfin, la réponse hormonale de notre corps pendant le jeûne est la baisse du taux d'insuline. Ce facteur est crucial car l'insuline empêche la libération des graisses corporelles stockées. Ce processus est appelé *lipolyse* et sans lui, le corps ne peut pas s'attaquer à ses propres réserves de graisse.

Par conséquent, notre organisme utilise ces réserves pour ses besoins énergétiques, ce qui nous fait perdre du poids.

On me demande souvent : *"Combien de kilos peut-on perdre en un mois avec le jeûne intermittent ?"*.

En général, on peut s'attendre à une perte de poids de 5 % de son propre poids corporel dans un délai de 1 à 6 mois.

En général, je déconseille toujours de se concentrer sur ces chiffres car non seulement ils sont subjectifs, mais ils pourraient vous détourner de ce qui devrait être votre objectif ultime : perdre du poids de manière saine, régulière et durable.

Le jeûne intermittent reste une technique qui peut améliorer la santé globale de votre organisme, tout en vous aidant à donner un bon coup de pouce à votre métabolisme. Toutefois, il est essentiel de prêter attention aux améliorations que vous devez apporter à votre alimentation et à votre mode de vie quotidien.
Mon conseil est toujours de combiner le jeûne avec une alimentation saine, variée et équilibrée, qui met l'accent sur la qualité des aliments et les nutriments dont notre corps a besoin pour fonctionner au mieux.

L'activité physique, même si elle n'est pas intensive, est nécessaire pour mener un mode de vie sain à long terme ; fixez-vous comme objectif de faire au moins 12 000 pas par jour et, si vous vous demandez comment faire, commencez par de petits pas : prenez les escaliers au lieu de l'ascenseur, accompagnez vos enfants à l'école, faites vos courses à pied, faites une belle promenade le matin avant d'aller au travail.
En bref, trouvez toutes les solutions qui peuvent vous aider à atteindre cet objectif non imposable sans stress ni inquiétude.

Il semble évident que le choix d'une activité physique plus intense et plus structurée comme le fitness, le pilates, etc. apportera certainement plus de bénéfices.

7 Mythes et légendes

Comme tout sujet à la portée de tous, le jeûne intermittent, malgré ses avantages, a été discrédité à maintes reprises.

Dans ce chapitre, je vais clarifier toutes ces erreurs de considération faites à l'égard du jeûne, en espérant faire place à des faits scientifiquement prouvés et non à des ouï-dire.

MYTHE 1 : Le petit-déjeuner est le repas de base de la journée.

Vous aurez entendu de nombreuses fois dans votre vie, peut-être même de la part de spécialistes de la nutrition, que le petit-déjeuner est le repas le plus important pour ceux qui veulent perdre du poids. Des études récentes ont montré qu'il n'y a aucun lien entre le petit-déjeuner et la perte de poids. Manger immédiatement après le lever ne vous fera pas perdre de poids, pas plus que sauter le petit-déjeuner ne vous fera prendre du poids.

L'idée sous-jacente à ce mythe est que sauter le petit-déjeuner vous amènera inévitablement à avoir faim et donc à manger davantage au cours de la journée, augmentant ainsi la quantité de nourriture ingérée.

L'important n'est pas de savoir quand vous mangez, mais ce que vous mangez et en quelle quantité.

MYTHE 2 : Pour perdre du poids, il faut manger au moins six fois par jour.

Le mythe le plus répandu est celui du "manger peu mais souvent". Prenez donc 6 petits repas par jour en remplacement des 3 principaux (petit-déjeuner, déjeuner et dîner).

Cette technique est censée stimuler le métabolisme et permettre ainsi une perte de poids plus rapide. Je vous informe qu'il n'y a aucune preuve scientifique de cela. En fait, il est scientifiquement impossible de stimuler le métabolisme simplement en mangeant un nombre spécifique de petits repas.

Le nombre de calories que votre corps brûle quotidiennement ne dépend pas de la fréquence de vos repas, mais du rapport entre les calories ingérées et les calories brûlées.

Si, à la fin de la journée, vous avez brûlé plus de calories que vous n'en avez ingérées, alors vous perdrez du poids.

MYTHE 3 : Le jeûne intermittent fait perdre de la masse musculaire.

On m'a demandé à maintes reprises, surtout lorsque je m'adresse à des athlètes ou à des personnes qui pratiquent un sport, même à titre amateur, si la pratique du jeûne intermittent est liée de quelque manière que ce soit à la perte de masse musculaire.

Cela se produit parce que tout le monde est heureux de brûler des graisses mais la perspective de perdre de la masse musculaire est effrayante.

Ce doute provient d'un malentendu concernant le processus d'assimilation des protéines. Ceux-ci maintiennent les muscles en bonne santé et stimulent leur croissance, tout en étant une source d'acides aminés.

Un repas contenant suffisamment de protéines peut suffire à assurer la production d'acides aminés pendant 16 heures.

Comme la plupart des techniques de jeûne intermittent impliquent des périodes de jeûne de 16 à 24 heures, il n'y a aucune raison de craindre la perte de masse musculaire.

Ce n'est qu'en cas de carence nutritionnelle extrême que l'organisme recourt à la masse musculaire pour obtenir l'énergie nécessaire ; par conséquent, ce n'est que lorsque les quantités de glycogène contenues dans le foie sont épuisées que l'organisme attaque les muscles pour obtenir de l'énergie.

Par conséquent, ce n'est pas le jeûne intermittent qui fait perdre de la masse musculaire, mais plutôt un déséquilibre alimentaire provoqué aux moments où la nourriture est autorisée.

MYTHE 4 : Il est préférable de ne pas s'entraîner pendant le jeûne.

Ce mythe est lié au précédent, précisément parce qu'il repose sur l'hypothèse que l'entraînement combiné au jeûne pourrait entraîner une perte de masse musculaire en raison de l'épuisement plus rapide des réserves de glycogène.

Des études récentes ont montré que même trois jours de jeûne n'ont aucun impact négatif sur les performances corporelles et musculaires.

Si l'on part du principe que le jeûne intermittent n'implique que de courtes périodes pendant lesquelles vous n'êtes pas autorisé à manger, nous parlons de quelques heures, il n'y a aucun danger et, surtout, vous pouvez vous entraîner à volonté.

Pour rendre l'entraînement plus efficace, il suffit de prendre la bonne quantité de protéines avant et après l'entraînement. Vous comprendrez donc qu'il est important de déterminer le moment de la journée où l'on va s'entraîner par rapport à la plage horaire où l'on va jeûner.

MYTHE 5 : Manger le soir fait grossir.

Je discute avec de plus en plus de personnes qui ont la conviction que plus on mange tard, plus on risque de prendre du poids, surtout lorsqu'il s'agit de glucides. On me dit que pendant le sommeil, le corps brûle moins de calories et que, par conséquent, les calories assimilées sont transformées en graisse corporelle.

Je répète que ce n'est pas l'heure à laquelle on mange qui compte, mais toujours le rapport entre les calories ingérées et celles brûlées par notre organisme.

Tant que vous absorbez moins de calories que vous n'en dépensez, vous ne courrez pas le risque de prendre du poids.

Si votre habitude est de manger sainement, de faire de l'exercice, de ne pas manger plus que nécessaire, de ne pas manger de la malbouffe, croyez-moi, vous n'aurez pas à vous soucier de l'heure à laquelle vous mangez.

Une étude a même révélé que la croissance musculaire s'améliore chez les personnes qui mangent tard le soir.

MYTHE 6 : Pour augmenter la masse musculaire, il est recommandé de manger toutes les trois heures.

J'ai entendu à maintes reprises des athlètes et des entraîneurs dire que pour assimiler la bonne quantité de protéines nécessaire à la croissance musculaire, il faut manger toutes les trois heures.

Cette méthode devrait assurer un apport constant d'acides aminés aux muscles et avoir ainsi un effet positif sur l'efficacité de l'entraînement. Ce mythe est également alimenté par la rumeur selon laquelle le corps ne peut absorber que 30 grammes de protéines par repas. La vérité est que les acides aminés sont présents dans le sang pendant des heures après un repas contenant des protéines.

Il n'est donc pas nécessaire de bombarder constamment notre corps de repas protéinés. Au contraire, des études montrent qu'un repas normal et équilibré contient suffisamment de protéines pour fournir à l'organisme toute l'énergie et les macronutriments dont il a besoin pour une séance d'entraînement.

MYTHE 7 : Le jeûne intermittent augmente le stress.
L'hormone du stress, le *cortisol*, est cruciale pour notre organisme pour plusieurs raisons.

Par exemple, il régule notre biorythme et nous permet de nous réveiller le matin avec de l'énergie et de la bonne humeur, maintient le système immunitaire en bonne santé et régule la pression sanguine.

Il est clair que le cortisol est une hormone dont nous ne pouvons nous passer. Lorsque la production de cortisol augmente de manière excessive dans notre organisme, le stress que nous ressentons sera également élevé. Cela peut conduire à des cas de dépression grave, et c'est précisément la raison pour laquelle ce mythe est souvent utilisé pour présenter le jeûne intermittent sous un mauvais jour.

La vérité est qu'à ce jour, il n'existe aucun lien scientifique entre le jeûne et l'augmentation du taux de cortisol, c'est pourquoi je considère ce mythe comme tel.

Il est vrai, cependant, que certaines personnes abordent l'idée de perdre du poids, quel que soit le type de régime, de manière anxieuse et inquiète. C'est la raison pour laquelle, après seulement quelques semaines, voire quelques jours, nous percevons une augmentation du stress à cause du régime.

Je peux vous assurer que cela ne dépend que de vous et de la façon dont vous envisagez votre objectif.

Si c'est vraiment important et fondamental pour votre bonheur et votre santé physique et psychologique, il n'y aura aucun obstacle qui vous retiendra, au contraire, vous trouverez toujours la bonne motivation pour continuer.

Chapitre 2 - Cas particuliers

Plus de 50 ans

Après l'âge de 50 ans, précisément de 55 à 60 ans, le métabolisme ralentit considérablement.

Il devient beaucoup plus difficile de perdre du poids, la graisse corporelle devient plus résistante aux régimes et à l'exercice, et le fait de "bien manger" pendant une courte période pour se remettre en forme ne fonctionne plus aussi bien qu'avant.

Cela se produit principalement en raison de changements hormonaux, en particulier une baisse des niveaux de *tryptophane*, un acide aminé essentiel pour le corps humain qui est un précurseur de la sérotonine.

Une carence en cet acide aminé tend à développer chez nous une grande envie de sucreries, de pain et de chocolat, ce qui n'aide certainement pas le physique le plus athlétique.

Après 50 ans, pour perdre du poids, il faut que votre corps recommence à comprendre comment brûler efficacement les calories.

Le jeûne intermittent, s'il est bien planifié et structuré, notamment en fonction de votre état de santé, est l'outil le plus efficace pour atteindre cet objectif.

Dans la deuxième tranche d'âge, le jeûne intermittent doit être traité de manière légèrement différente que lorsqu'on est plus jeune.

Il est recommandé de ne pas prolonger le jeûne au-delà de 12, au maximum 14 heures et, surtout, cette approche doit être associée à une alimentation légère, mais complète et équilibrée.

De cette façon, vous pourrez réactiver votre métabolisme et améliorer la combustion des graisses.

À partir de 50 ans, on obtient d'excellents résultats avec le jeûne intermittent, en restreignant les calories ne serait-ce que 2 jours par semaine, plutôt que de le faire tous les jours ou pendant 5 ou 6 jours. Cela se produit parce que le corps est obligé de s'adapter et de réagir aux changements plus souvent et est donc obligé de maintenir le métabolisme actif en permanence.

Je recommande 2 types de techniques de jeûne que vous pouvez appliquer si vous avez plus de 50 ans :

1. *Jeûne intermittent léger de 5 jours :* pendant 5 jours par semaine, vous mangerez environ 1 600/1 800 Kcal de manière complète et équilibrée et, pendant ces 5 jours, vous ferez 12 heures de jeûne. Par exemple : si vous dînez à 21 heures, vous prendrez votre petit-déjeuner directement à 9 heures.

   Les deux autres jours de la semaine, vous pouvez choisir de manger quand cela vous convient le mieux sans dépasser vos Kcal.

2. *Semi-jeûne 5 :2 :* pendant 2 jours par semaine, vous consommerez un régime de 650/800 Kcal, ce qui vous permettra de rompre brutalement votre rythme calorique et d'activer la combustion des graisses. Ces 2 jours ne doivent jamais être consécutifs et je vous conseille de répartir vos calories en seulement 2 repas, peut-être le déjeuner et le dîner. Les 5 autres jours de la semaine peuvent être gérés comme vous le souhaitez sans dépasser 1 800/2 000 Kcal par jour.

   Cette approche est légèrement plus rigide que la précédente, mais elle est certainement plus efficace lorsque la perte de poids se veut significative. Je vous conseille donc de choisir les deux jours où vous appliquerez le semi-jeûne en fonction de votre emploi du temps et de vos besoins, afin de ne pas vous stresser davantage.

Avant de vous donner d'autres conseils sur les aliments à privilégier dans votre régime pour les plus de 50 ans, je tiens à vous dire qu'à un certain âge, il n'est pas recommandé d'aborder seul toute technique de perte de poids.

Il est important de consulter à la fois votre médecin généraliste, qui peut évaluer si votre santé est optimale, et un spécialiste de la nutrition qui établira un régime en fonction de vos besoins spécifiques.

Pour contrer les signes du vieillissement et les changements hormonaux, il est nécessaire d'inclure des nutriments tels que le *chrome, le tryptophane et les oméga 3 dans* son menu quotidien. Ces nutriments peuvent être trouvés dans les aliments suivants :

- Chrome : céréales, fruits, produits laitiers et germe de blé ;
- Tryptophane : céréales, dinde, œufs, bananes, chocolat noir extra ;
- Oméga 3 : graines de chia et de lin, noix, avocat et poisson gras.

Avant d'aborder le jeûne intermittent, je souhaite vous donner quelques conseils pour être sûr d'atteindre votre objectif.

1. Buvez beaucoup d'eau : il est toujours essentiel de compléter les liquides et d'être hydraté, mais pendant le jeûne ou le semi-jeûne, cela l'est encore plus. Je vous recommande de toujours avoir sur vous une bouteille d'eau d'au moins 1 litre, afin de vous hydrater même lorsque vous n'êtes pas chez vous ;

2. Planifiez votre menu : consommer peu ou beaucoup de calories nécessite une préparation psychologique très importante. Nous devons être organisés afin de disposer de tous les aliments nécessaires pour préparer les plats de notre menu à la maison et, surtout, nous devons connaître à l'avance le repas que nous allons consommer afin de contrôler les Kcal ingérées sans les dépasser et les atteindre grâce à une alimentation saine et équilibrée ;

3. Organisez votre semaine : il est non seulement important d'organiser votre menu quotidien, mais aussi d'organiser votre activité physique, qui après 50 ans est une panacée et est fondamentale pour la longévité. Je vous conseille donc d'éviter ou de réduire le jeûne les jours où vous allez faire de l'exercice. Planifiez votre semaine à l'avance et vous ne ferez pas d'erreur ;

4. Mesurer avant, pendant et après : les petits chiffres que nous voyons sur la balance sont importants, mais ceux du mètre ruban le sont encore plus, surtout après 50 ans. Considérez qu'en moyenne, après 50 ans, les femmes ne devraient pas dépasser 80 cm de tour de taille et les hommes 94.

Des études scientifiques ont montré qu'un léger jeûne intermittent réduit significativement la circonférence abdominale après l'âge de 50 ans. Si un nutritionniste vous suit, il suivra certainement vos progrès en vous mesurant ; sinon, un mètre ruban de couturière suffira.

Hypothyroïdie

Les troubles de la thyroïde sont très fréquents chez les femmes, et l'*hypothyroïdie en particulier les* inquiète lorsqu'il s'agit de jeûne intermittent.

Heureusement, il existe un nombre considérable de recherches scientifiques analysant l'impact du jeûne sur la fonction thyroïdienne, notamment en ce qui concerne la consommation d'iode.

L'*iode* est essentiel à la production d'hormones thyroïdiennes ; sans lui, la glande thyroïde cesse de produire des hormones. Cela peut entraîner une hypothyroïdie et, par conséquent, d'autres problèmes très importants.

Des études scientifiques ont montré que le jeûne diminue la concentration de l'hormone thyroïdienne T3 tandis que les taux de T4 libre et de thyroxine restent inchangés ou diminuent légèrement ; l'hormone thyréostimulante TSH, en revanche, n'augmente pas.

Cela signifie que le fait de jeûner pendant plusieurs jours modifie le niveau de l'hormone thyroïdienne la plus active (T3), tandis que la T4 et la TSH restent inchangées.

Le jeûne affecte l'axe hypothalamo-hypophyso-thyroïdien, mais pas les hormones qui influencent la fonction thyroïdienne.

Ces études ont donc montré que le jeûne intermittent a un effet largement indétectable sur la fonction thyroïdienne.

Un exemple pertinent est ce qui a été fait sur les femmes qui pratiquent le *Ramadan*. Ceux-ci, pendant un mois, ne mangent qu'après le coucher du soleil, en pratique c'est comme s'ils appliquaient un jeûne intermittent pendant un mois entier.

Cette expérience a montré qu'il y avait des changements dans la mesure de la glycémie, du cholestérol HDL et LDL, mais aucun effet significatif sur les niveaux d'hormones thyroïdiennes.

Dans certains cas, quelques modifications des valeurs de T3, T4 et TSH ont été détectées, mais elles sont restées dans les limites tolérées.

Sur la base de ces informations scientifiques, nous pouvons affirmer que le jeûne intermittent est une pratique sûre pour la plupart des personnes atteintes d'hypothyroïdie.

Je pense cependant qu'il faut toujours se référer à un spécialiste lorsque l'on souffre d'une pathologie quelconque, comme la maladie thyroïdienne dans le cas présent.

Diabète

Ces dernières années, le jeûne intermittent a été associé, sinon vanté, pour les innombrables avantages qu'il présente pour les diabétiques.

Toutefois, à ce jour, les preuves scientifiques sont insuffisantes pour affirmer que ce type de régime présente des avantages significatifs, surtout sans risques, pour les personnes atteintes de diabète de type 2.

Le *Journal of American Medical Association* a publié 7 études sur le jeûne intermittent chez les patients atteints de diabète de type 2. Chez ces patients, le jeûne intermittent a été associé à une perte de poids, et chez certains également à une diminution de l'hémoglobine A1C.

L'étude a été évaluée sur des régimes avec différentes fréquences de jeûne (18 à 20 heures par jour de jeûne pendant 2 semaines ; 2 jours par semaine de jeûne pendant 12 mois ; 3 ou 4 jours par semaine de jeûne pendant 11 mois ; 4 jours par semaine pendant 3 mois et 17 jours de jeûne en 4 mois).

Cette approche diététique a amélioré les taux de glucose, la pression artérielle et la qualité de vie, mais n'a pas affecté la résistance à l'insuline.

Les résultats de cette étude ont révélé une variété de données qui rendent difficile, voire momentanément impossible, de tirer une direction clinique entre la relation entre le diabète et le jeûne intermittent.

Une seule étude s'est penchée sur la sécurité relative des régimes de jeûne intermittent chez les patients diabétiques et a constaté que ce régime augmentait les événements hypoglycémiques, malgré le fait que des modifications aient été apportées à la dose des médicaments administrés aux patients.

Cette étude a comparé les avantages du jeûne intermittent à ceux de la restriction calorique et a montré que dans le cas du jeûne intermittent, le taux d'hémoglobine A1C a diminué de 0,3 % chez les patients diabétiques, tandis que la restriction calorique a entraîné une baisse de 0,5 %.

En conclusion, selon les études scientifiques, le jeûne intermittent suivi par un spécialiste, si vous êtes diabétique, n'est ni plus ni moins sûr que la restriction calorique. Les deux sont plus ou moins aussi efficaces.

Quoi qu'il en soit, mon conseil est de toujours faire preuve de prudence dans une situation de diabète sous traitement, que l'on choisisse d'entreprendre un jeûne intermittent ou toute autre approche alimentaire et diététique.

Grossesse

Ces dernières années, le jeûne intermittent est également devenu un style d'alimentation populaire pour les futures mères. Je souhaite m'attarder sur ce point en particulier afin que nous puissions comprendre ensemble si le jeûne intermittent peut être pratiqué sans risque pendant la grossesse.

Pendant la grossesse, le corps subit une série de changements remarquables : au cours des neuf mois qui accompagnent la croissance du fœtus, la femme verra son corps se transformer jour après jour.

L'abdomen s'arrondit de plus en plus, le bassin s'étend vers l'avant et l'utérus s'agrandit pour permettre la naissance du fœtus.

Les œstrogènes, hormones stéroïdiennes, seront produits en plus grande quantité et par conséquent les seins grossiront en fonction du besoin de produire du lait.

Il y aura une surcharge du système cardiovasculaire et le cœur devra donc pomper plus de sang pour alimenter l'utérus en raison de la croissance constante du fœtus.

En raison de cette série de changements répertoriés, de nombreuses femmes pensent qu'elles doivent prendre des précautions dès la grossesse pour éviter d'accumuler un excès de poids qui pourrait être difficile à éliminer après l'accouchement.

Partons du principe qu'une femme enceinte ou allaitante doit accorder plus d'attention à sa nutrition que la normale, et il semble logique de savoir pourquoi. Par conséquent, il est toujours nécessaire de se référer à son gynécologue et à un nutritionniste spécialisé dans la grossesse et l'allaitement avant d'opter pour une quelconque approche diététique.

Le corps connaît un équilibre chimique et biologique qui ne doit pas être ignoré. Il est constitué des fonctions thyroïdiennes, de la libération ou non d'hormones spécifiques, de l'absorption de minéraux, vitamines, nutriments, qui sont vitaux pour notre santé physique et neurologique.
Le jeûne intermittent est certainement un excellent allié dans certaines situations de surpoids, mais il peut devenir un ennemi à éviter dans des cas plus spécifiques comme la grossesse.

Nous pouvons affirmer que le jeûne intermittent pendant la grossesse est fortement déconseillé par les médecins, les nutritionnistes et les gynécologues. La raison en est que le corps de la femme enceinte et le fœtus ont besoin d'apports nutritionnels importants pendant les neuf mois de gestation et au-delà.

Si vous êtes préoccupée par votre poids de forme et que vous envisagez une grossesse, je vous conseille de ne pas vous fier à des méthodes de bricolage. Choisissez plutôt un nutritionniste qui pourra vous conseiller sur un plan d'alimentation sain et équilibré, riche en nutriments qui seront bénéfiques pour votre santé et celle de votre bébé.

Je peux vous assurer qu'en suivant un régime sain et équilibré, non seulement vous n'aurez pas de problèmes de poids, mais vous pourrez certainement retrouver votre forme physique optimale après l'accouchement.

Ménopause

La ménopause est un événement physiologique qui, chez la femme, correspond à la fin de la période de procréation. Plus précisément, la ménopause implique la perte définitive de la fonction des ovaires, qui ne produiront plus de follicules ovariens et donc d'œstrogènes.

Vous pouvez être sûre d'être en ménopause lorsque vous n'avez officiellement pas eu vos règles depuis au moins 12 mois.

La ménopause s'accompagne d'une multitude de symptômes :

- Sautes d'humeur ;
- L'anxiété ;
- Dépression ;
- Des frissons ;
- Sueurs nocturnes ;
- Chasse d'eau ;
- Sécheresse vaginale ;
- Baisse de la libido ;
- Augmentation du risque de maladie cardiaque ;
- Un métabolisme plus lent.

Ce dernier symptôme se produit parce que, pendant la ménopause, les niveaux de progestérone et d'œstrogène perdent fortement leur équilibre ; ce changement hormonal entraîne une prise de poids chez de nombreuses femmes.

Il peut également arriver que ce changement métabolique se produise en raison d'une difficulté à traiter le sucre et les glucides raffinés. Ce mécanisme représente une *résistance à l'insuline* et se manifeste souvent par des symptômes tels que la fatigue et les troubles du sommeil.

La ménopause peut être vécue par de nombreuses femmes comme un cauchemar. Il est difficile de se retrouver soudainement à ne plus comprendre son corps et à ressentir des symptômes tels que la prise de poids, même si ses habitudes alimentaires restent les mêmes.

J'ai de bonnes nouvelles !
Le jeûne intermittent est un outil idéal pour lutter contre la prise de poids pendant la ménopause.
Pas seulement ça. Je liste tous les avantages du jeûne intermittent pendant la ménopause :

- *Perte de poids :* des études scientifiques ont montré que le jeûne intermittent est une excellente stratégie à long terme pour conserver un poids santé pendant la ménopause ;

- *Santé mentale :* comme mentionné précédemment, la ménopause provoque souvent de l'anxiété, de la dépression et des sautes d'humeur, ce qui conduit les femmes à des niveaux élevés de stress psychologique. Des études scientifiques ont montré que le jeûne intermittent améliore l'estime de soi et réduit les niveaux de dépression et de stress en encourageant des changements psychologiques positifs ;

- *Résistance à l'insuline :* le jeûne intermittent augmente la sensibilité à l'insuline et aide le corps de la ménopause à mieux traiter les sucres et les glucides. Il diminue également le risque de diabète, d'infarctus et de maladies métaboliques ;

- *Protège le cerveau :* des études récentes ont montré que le jeûne intermittent protège les cellules du cerveau du stress, ce qui les aide à éliminer les déchets et à être plus efficaces. L'un des avantages les plus courants rapportés par les femmes qui entreprennent un jeûne intermittent pendant la ménopause est une plus grande clarté mentale.

En conclusion, je vous recommande vivement d'essayer cette approche diététique de la ménopause. Le jeûne est facile à faire, il est flexible et vous pouvez essayer différents programmes parmi ceux que j'ai recommandés jusqu'à présent et choisir celui qui vous convient le mieux.

Chapitre 3 - Le jeûne et le sport

Aperçu général

À ce stade, nous avons longuement parlé de ce qu'est le jeûne intermittent, de ses avantages, des risques pour certaines personnes et des différents types de jeûne à aborder.

Aujourd'hui, le jeûne intermittent est devenu une technique surtout utilisée par les athlètes et les sportifs, mais la question se pose.

Est-il approprié de pratiquer cette approche dans le sport ?

Ces dernières années, de nombreuses études ont été menées sur les athlètes qui observent le *ramadan*. Ces personnes, par respect pour leurs croyances religieuses, ne consomment pas de nourriture du lever au coucher du soleil, c'est donc comme si elles jeûnaient du moment où elles s'endorment jusqu'au dîner.

Ces études ont révélé des résultats très intéressants. En 2017, un groupe d'athlètes pratiquant un protocole de jeûne intermittent (avec une fenêtre temporelle de 4 heures d'accès à la nourriture) a été comparé à un groupe pratiquant un régime normal.

Les deux groupes ont été soumis à un programme de musculation de huit semaines.

Le résultat est que le groupe qui jeûnait a gagné en masse musculaire et avait une plus grande augmentation de la force et de l'énergie à l'entraînement.

Une autre étude que je voudrais vous décrire a été menée à l'université de Padoue.
Trente-quatre athlètes ont été recrutés et divisés en deux groupes.
Le premier groupe s'est nourri normalement, le second a pu se nourrir dans une fenêtre temporelle de huit heures.
En particulier, ce dernier groupe n'a pris que trois repas, un à 13 heures, un à 16 heures et un à 20 heures.
Les deux groupes ont suivi le même régime avec le même apport calorique, les mêmes macronutriments et le même protocole d'entraînement.
L'étude a duré huit semaines et les athlètes ont été testés au début et à la fin de cette période.
À la fin de l'enquête, une diminution plus importante de la masse grasse a été constatée dans le groupe suivant le jeûne que dans l'autre groupe, tandis que la masse maigre et la force énergétique sont restées constantes dans les deux groupes.
Les marqueurs sanguins inflammatoires et les taux de triglycérides ont également diminué dans le groupe à jeun.

Il est important de se concentrer sur la réduction de la masse graisseuse malgré le fait que les calories ingérées par les deux groupes étaient les mêmes.

Cette étude nous apprend que la principale raison de la réduction de la masse graisseuse pourrait être que le jeûne intermittent augmente l'*adiponectine*, un médiateur produit par le tissu adipeux qui stimule la biogénèse mitochondriale en augmentant la dépense énergétique de l'organisme.

Si, toutefois, la masse maigre totale ne diminue pas, cela est uniquement dû à l'apport calorique et nutritionnel adéquat de l'athlète.

Bien qu'il n'y ait pas encore assez d'études pour savoir dans quelle mesure le jeûne intermittent est une pratique encourageante même pour les sportifs, nous pouvons affirmer qu'une telle stratégie n'altère certainement pas les performances athlétiques et cognitives des sportifs à court terme.

Pensez à l'avantage de réduire la masse grasse tout en préservant la masse maigre.

Cela permet à un athlète d'améliorer sa composition corporelle sans rien perdre en termes de performances athlétiques.

Un autre avantage est lié à l'amélioration des paramètres métaboliques, tels que le profil lipidique, la tolérance au glucose et la réduction des états inflammatoires organiques.

Une considération fondamentale à prendre en compte est que le jeûne intermittent doit être adapté aux caractéristiques de la personne athlétique et sportive afin qu'une pratique diététique puisse être mise en œuvre de manière sûre et uniquement bénéfique.

Une pratique amateur ou bâclée peut entraîner des problèmes de santé, voire une diminution de la masse musculaire et des performances athlétiques et cognitives.

Avantages et inconvénients

Vous aurez compris à présent que si l'on parle de jeûne intermittent et de sport, vous aurez certainement plus d'avantages que d'inconvénients dès lors que le plan que vous suivez est bien calibré.

Le seul problème peut survenir lorsque vous devez vous entraîner après un jeûne. Cependant, tout le monde n'a pas nécessairement besoin de manger pour être plus performant pendant l'entraînement.

Par exemple, si nous envisageons de choisir un régime 16 :8, vous pourriez choisir de sauter le petit-déjeuner, de vous entraîner et de déjeuner immédiatement après l'entraînement.

Il est recommandé de s'entraîner les jours sans restriction calorique. Comme nous l'avons vu plus haut lors de la mise en place du jeûne intermittent, il y a des jours où la réduction calorique peut être de 70/80%, dans ce cas il suffit d'adapter son protocole alimentaire à celui de son entraînement pour obtenir le meilleur de ses performances par rapport au schéma de jeûne que l'on met en place.

Quand s'entraîner

Dans ce chapitre, vous trouverez un exemple de programme structuré autour d'une personne qui choisit le jeûne 16 :8 et s'entraîne trois fois par semaine.

Lundi	*Jeûne 16 :8 :* 3 repas répartis sur 8 heures, en fonction de vos besoins caloriques quotidiens.
Mardi	*Entraînement :* 5 repas répartis sur la journée en fonction de vos besoins caloriques quotidiens.
Mercredi	*Jeûne 16 :8 :* 3 repas répartis sur 8 heures, en fonction de vos besoins caloriques quotidiens.
Jeudi	*Entraînement :* 5 repas répartis sur la journée en fonction de vos besoins caloriques quotidiens.
Vendredi	*Jeûne 16 :8 :* 3 repas répartis sur 8 heures, en fonction de vos besoins caloriques quotidiens.
Samedi	*Entraînement :* 5 repas répartis sur la journée en fonction de vos besoins caloriques quotidiens.
Dimanche	5 repas répartis sur la journée en fonction de vos besoins caloriques quotidiens.

Comme vous l'avez peut-être remarqué, ce plan est structuré de manière à vous permettre de combiner le jeûne intermittent avec l'entraînement, afin que vous n'en retiriez que des avantages et aucun inconvénient.

Ce type d'approche n'est pas toujours le mieux adapté car dans certains cas, comme la musculation, vous recherchez toujours une réponse anabolique de votre masse musculaire.

S'entraîner à jeun alors que l'on recherche une réponse similaire peut conduire au résultat inverse.

Votre corps, ayant épuisé ses réserves de glucides et ne pouvant compter sur une importante réserve de graisse corporelle, déclenche un métabolisme catabolique qui aura inévitablement tendance à éroder le tissu musculaire.

Vous devez comprendre que le lien entre l'entraînement, le jeûne et la masse musculaire réside dans l'hormone somatotrope GH, plus connue sous le nom d'*hormone de croissance.*

Cela favorise la croissance musculaire et donc l'augmentation de la masse maigre.

Par conséquent, le jeûne assure une augmentation de sa concentration en raison des conditions glycémiques qu'il crée, et l'augmentation de l'hormone de croissance dépend également du type d'entraînement que nous faisons.

L'augmentation de l'hormone de croissance se produit pendant l'entraînement aérobie et anaérobie ; plus l'acide lactique produit pendant l'effort anaérobie est important, plus les niveaux d'hormone de croissance seront élevés.

Si vous êtes suivi par un entraîneur personnel dans votre parcours d'entraînement, je vous conseille de lui faire part des choix alimentaires que vous ferez afin qu'il puisse structurer un programme d'entraînement cohérent avec votre régime et vos objectifs de perte de poids et de croissance de la masse musculaire.

Chapitre 4 - Plan alimentaire

Plan alimentaire

Dans ce chapitre, vous trouverez une liste d'aliments que vous pouvez privilégier dans le régime qui accompagnera votre jeûne.

ATTENTION : Je n'ai pas voulu établir un plan alimentaire vous indiquant ce que vous devez manger et en quelle quantité, car cela dépend de la quantité de Kcal que vous devez consommer quotidiennement et de vos objectifs.

L'objectif de cette liste est de vous fournir une sélection d'aliments sains qui contribueront à fournir à votre organisme tous les macro- et micronutriments dont il a besoin pour rester en bonne santé et perdre du poids.

Petit-déjeuner :

Dès que vous vous réveillez, buvez une tasse de thé vert avec du miel, du gingembre et du citron ou un verre d'eau ou un
verre de jus de pamplemousse 100 %.

Choisissez votre repas parmi l'une de ces variantes :
1. Yaourt grec 0% + biscotte complète + confiture + amandes (ou chocolat noir 70%) ;
2. Pain complet grillé + rumsteck de dinde + amandes ;
3. Œufs + pain complet grillé (ou galettes de riz) ;
4. Lait écrémé + biscuits complets + amandes ;
5. Crêpes (flocons d'avoine + blanc d'œuf) + confiture + amandes (ou chocolat noir à 70%).

Collations (milieu de matinée et après-midi)

Choisissez votre repas parmi l'une de ces variantes :
1. Un fruit + des amandes + du jambon cuit maigre (ou du rumsteck de dinde) ;
2. Flocons de lait à faible teneur en matières grasses + 1 fruit ;
3. Yaourt grec ;
4. 1 fruit + amandes (ou beurre de cacahuètes 100%) ;
5. Boulettes de riz + thon naturel + amandes ;
6. 1 fruit + thon égoutté à l'huile d'olive.

Déjeuner

Choisissez votre repas parmi l'une de ces variantes :
1. Une assiette de légumes de saison + des pâtes + 1 second plat au choix dans la liste ci-dessous + huile EVO crue ;
2. Une assiette de légumes de saison + du riz nature (ou de l'épeautre ou d'autres céréales) + 1 plat de résistance au choix + de l'huile EVO crue ;
3. Une assiette de légumes de saison + pain complet (ou galettes de riz) + 1 plat de résistance au choix + huile EVO crue.

Dîner

Choisissez votre repas parmi l'une de ces variantes :
1. Une assiette de légumes de saison + des pâtes + 1 second plat au choix dans la liste ci-dessous + huile EVO crue ;
2. Une assiette de légumes de saison + du riz nature (ou de l'épeautre ou d'autres céréales) + 1 plat de résistance au choix + de l'huile EVO crue ;
3. Une assiette de légumes de saison + pain complet (ou galettes de riz) + 1 plat de résistance au choix + huile EVO crue.

Liste de plats principaux à choisir :

- Blanc de poulet ;

- Poitrine de dinde ;
- Du veau maigre ;
- Veau demi-gras ;
- Porc maigre ;
- Steak de porc ;
- Burger de bœuf, de dinde ou de poulet ;
- Flocons de lait ;
- Mozzarella de buffle (à consommer avec parcimonie) ;
- Fior di latte ;
- Jambon cru maigre ;
- Jambon cuit maigre ;
- Rumsteck de dinde ;
- Bresaola ;
- Le cabillaud ;
- Daurade royale ;
- Espadon ;
- Calamars ;
- Anchois ;
- La pieuvre ;
- Du saumon ;
- Des œufs ;
- Albumen.

VEUILLEZ NOTER :

- Si vous choisissez de manger des légumes secs, faites-le au déjeuner ou au dîner, réduisez la quantité du deuxième plat et accompagnez-le toujours d'une assiette de légumes de saison.
- Buvez au moins 2 litres d'eau par jour ;
- Variez toujours les aliments ;
- L'huile EVO doit toujours être mise à l'état brut ;
- Les légumineuses doivent être consommées au maximum deux fois par semaine ;
- Limitez la consommation de produits laitiers à un maximum d'une fois par semaine ;
- Limitez la consommation de viande rouge à un maximum de deux fois par semaine ;
- Œufs au maximum deux fois par semaine ;
- Pour parfumer les repas, privilégiez l'utilisation d'épices et d'herbes aromatiques ;
- Éliminez complètement les aliments frits, les sucreries et les saucisses et préférez une cuisine simple (à la vapeur, grillée, au four, à la poêle, etc.) ;

- Une fois par semaine, vous pouvez manger une pizza ou un sandwich avec un hamburger, du provolone et des légumes grillés ou une salade et une tomate (dans ce cas, éliminez les glucides complexes au petit-déjeuner, donc au lieu du pain, de la biscotte ou des biscuits complets, choisissez un fruit et au déjeuner, mangez uniquement le plat principal avec des légumes et un fruit).

Conclusions

À ce stade, vous êtes en possession de toutes les informations dont vous avez besoin pour adopter une approche consciente et saine du jeûne intermittent.

Prenez soin de vous au quotidien et n'oubliez pas que si vous avez des doutes ou des incertitudes, il est bon de consulter un spécialiste qui pourra vous donner tous les conseils nécessaires pour éviter de tomber dans l'erreur.
J'espère vous avoir été utile et avoir contribué, au moins en partie, à votre renaissance.

Si ce livre a réussi à vous faire vraiment comprendre ce que sont les principes du jeûne intermittent, nous serions ravis de lire une critique de votre part sur Amazon.fr.

Je te souhaite le meilleur dans la vie, car tu le mérites.

manufacturedManufactured by Amazon.ca
Acheson, AB

10354338R00061